Vishesh Singhal
Himanshu Malhotra
Barkha Khurana

Comparar a eficácia da Imagiologia Motora com a Convenção

Vishesh Singhal
Himanshu Malhotra
Barkha Khurana

Comparar a eficácia da Imagiologia Motora com a Convenção

Eficácia da Imagiologia Motora em conjunto com a terapia convencional para melhorar a marcha em doentes com AVC

ScienciaScripts

Imprint

Cover image: www.ingimage.com

This book is a translation from the original published under ISBN 978-3-659-83019-8.

Publisher:
Sciencia Scripts
is a trademark of
Dodo Books Indian Ocean Ltd. and OmniScriptum S.R.L publishing group

120 High Road, East Finchley, London, N2 9ED, United Kingdom
Str. Armeneasca 28/1, office 1, Chisinau MD-2012, Republic of Moldova, Europe
Printed at: see last page
ISBN: 978-620-8-20478-5

Índice:

Capítulo 1

INTRODUÇÃO

O acidente vascular cerebral (AVC) é um início agudo de disfunção neurológica devido a uma anomalia na circulação cerebral com sinais e sintomas resultantes que correspondem à área focal do cérebro. Pode dever-se a uma isquemia causada por trombose ou embolia ou a uma hemorragia[1] . Os AVC podem provocar muitas incapacidades diferentes, desde o controlo motor e a incontinência urinária até à depressão e à perda de memória. Normalmente, o AVC ocorre apenas num dos lados do cérebro, pelo que a diminuição do controlo motor (a capacidade de mover os músculos de forma coordenada) se desenvolve normalmente apenas num dos lados do corpo. De facto, um lado do corpo pode ficar paralisado (hemiplegia) ou os músculos do lado afetado podem ficar enfraquecidos (hemiparesia). Devido à fraqueza ou paralisia de grandes grupos musculares, as lesões por queda são complicações comuns das perturbações do controlo motor[2] . Há alteração do tónus após o AVC. A flacidez (hipotonicidade) está presente logo após o AVC e deve-se principalmente ao choque cerebral. Geralmente é de curta duração, durando alguns dias ou semanas. A espasticidade (hipertonicidade) surge em cerca de 90 por cento dos casos e ocorre no lado do corpo oposto à lesão. A espasticidade na síndrome UMN ocorre predominantemente nos músculos antigravitacionais. Na extremidade inferior, a espasticidade é frequentemente forte nos retractores pélvicos, nos adutores e rotadores internos da anca, nos extensores da anca e do joelho, nos flexores e supinadores plantares e nos flexores dos dedos dos pés. A espasticidade resulta em músculos tensos (rígidos) que restringem o movimento volitivo. A postura do membro (por exemplo, uma mão em punho apertado com o cotovelo dobrado e apertado contra o peito ou um joelho rígido estendido com um pé em flexão plantar) é comum na espasticidade moderada a grave. Os reflexos estão alterados e também variam consoante a fase de recuperação. Inicialmente há hiporreflexia com flacidez, depois hiperreflexia com espasticidade .[3]

A marcha sofre alterações após um AVC devido a vários factores. Os problemas mais comuns associados à marcha hemiplégica, de acordo com a fase, são os seguintes: na fase de apoio Extensores da anca fracos, contratura em flexão do tronco/pelve, coxear em Trendelenburg (abdutores fracos), tesoura (adutores espásticos) na anca, contratura em flexão, extensores da anca e do joelho fracos, propriocepção deficiente, amplitude de dorsiflexão do tornozelo para além do ponto neutro no joelho, marcha em equino (espasticidade ou contraturas do gastrocnémio solear), pé varo (tibial anterior hiperativo ou espástico, pós-tibial, flexores dos dedos e solear), comprimento desigual do tornozelo/pé. Na fase de balanço; músculos abdominais fracos, fraqueza dos músculos flexores do tronco/pelve, flexores da anca fracos, propriocepção deficiente, quadríceps espástico, fraqueza abdominal (hip hikers) na anca, flexão inadequada do joelho (quadríceps espástico), extensores do joelho fracos (isquiotibiais espásticos) no joelho, contratura ou espasticidade dos flexores plantares, dorsiflexores fracos, contração retardada dos dorsiflexores, arrastamento dos dedos dos pés durante o balanço médio no tornozelo/pé .[3]

A marcha após um acidente vascular cerebral (AVC) é frequentemente prejudicada e restringe-se a curtas distâncias. A velocidade média de marcha das pessoas com hemiparesia é inferior à das pessoas sem patologia ou deficiência conhecida, com valores que variam entre 0,23 e 0,73 m/s, dependendo da gravidade da hemiparesia. Caracteristicamente, nestes indivíduos, o comprimento da passada e a cadência são inferiores ao normal, e uma maior proporção do ciclo da marcha é ocupada pelo duplo apoio e pela duração da fase de apoio de ambas as extremidades inferiores (particularmente da extremidade inferior não afetada), em comparação com pessoas sem hemiparésia .[4]

As imagens mentais consistem em utilizar o "olho da mente" para imaginar situações sem estarmos realmente lá. Quando esperamos ansiosamente por um determinado acontecimento, utilizamos imagens. Por vezes, visualizamos o resultado esperado de um acontecimento futuro, o que afecta a nossa motivação. Imaginar consequências agradáveis pode levar à excitação, até mesmo a um pico emocional, mas imaginar resultados negativos pode evocar o medo. Quanto mais um indivíduo se imaginar a realizar os comportamentos desejados, maior será o impacto benéfico desta técnica no seu desempenho real.

A imagética motora é um estado dinâmico durante o qual uma ação é mentalmente simulada sem qualquer movimento[10] . É o processo ativo de reviver sensações com ou sem estímulos externos[13] . Este processo é facilitado pela utilização de imagens resultantes da combinação das diferentes modalidades, ou seja, visual, auditiva, tátil, cinestésica e gustativa. Quando se visualiza o movimento de uma ação de uma pessoa ou de um objeto, fala-se de imagens de movimento. Especificamente quando é o corpo humano que é imaginado através da reativação interna da ação na memória de trabalho, sem uma saída motora evidente, chama-se imagética motora[5] . Isto mostra que o ensaio de uma atividade física na ausência de um movimento muscular grosseiro através de imagens motoras melhora o desempenho motor[5] . Assim, o doente pode continuar o treino de imagética motora mesmo quando já está fisicamente exausto ou quando as sessões de terapia supervisionada terminaram .[5]

A imagética motora tem a sua origem na psicologia do desporto e na psicologia do comportamento[6]. A "teoria psico-neuromuscular" de Jacobson, no início da década de 1930, mostra que há alterações mioeléctricas relacionadas com movimentos imaginados[6]. Um grande número de estudos de neuro-imagem funcional demonstrou que a imagética motora está associada à ativação específica dos circuitos neurais envolvidos na fase inicial do controlo motor (ou seja, programação motora). Estes circuitos incluem a área motora suplementar, o córtex motor primário, o córtex parietal inferior, os gânglios basais e o cerebelo. Estes dados fisiológicos dão um forte apoio aos mecanismos neurais comuns da imagética e da preparação motora. As imagens motoras activam as vias motoras.

A ressonância magnética funcional (fMRI) mostrou ativação em áreas corticais frontais, parietais e subcorticais que estão envolvidas no planeamento, execução e modulação da ação. Recentemente, foi publicado o primeiro estudo de RMN que investigou a ativação cerebral durante a imaginação de movimentos de corpo inteiro, apoiando as conclusões de muitos estudos de intervenção de RMN em psicologia do desporto[6]. Os estudos de imagiologia cerebral funcional indicaram que várias áreas corticais e subcorticais activas durante o desempenho motor real também estão activas durante a imaginação ou o ensaio mental de movimentos .[9]

Na ausência do movimento, há atividade EMG detetável durante a imagética motora, o que mostra que há uma excitabilidade cortical sem alterações na excitabilidade espinal[7]. A imagética motora é um processo de alto nível que, no entanto, se manifesta na ativação dos mesmos circuitos corticais que estão normalmente envolvidos na execução do movimento[8]. Há relatos que descrevem o contributo da prática da imagética motora para melhorar as funções das extremidades superiores em doentes com hemiparésia após AVC[11]. Relatos de casos anteriores também sugerem que a imagética motora é útil para melhorar a capacidade de andar em doentes que sofreram um AVC. Além disso, o treino de imagética pode ser considerado uma opção útil para o restabelecimento da deambulação em indivíduos com AVC hemiparético crónico que não conseguem participar no treino físico da marcha[14]. A prática de imagética deve centrar-se nas suas deficiências específicas durante a marcha, de modo a afetar o desempenho da extremidade inferior parética com a terapia convencional .[4-12]

Finalidades e objectivos

Avaliar a eficácia de 4 semanas de Imagens Motoras com um programa de terapia convencional para melhorar a marcha em doentes com AVC.

Avaliar a eficácia de 4 semanas de terapia convencional para melhorar a marcha em doentes com AVC.

Comparar a eficácia da Imagiologia Motora juntamente com a terapia convencional e a terapia convencional isolada para melhorar a marcha em doentes com AVC.

Enunciado da pergunta

Será que a melhoria da marcha dos doentes com AVC é igual ou superior com a Motoi Imagery juntamente com a terapia convencional em relação à terapia convencional isolada?

Hipótese

A imagiologia motora em conjunto com a terapia convencional será igual ou mais eficaz do que a terapia convencional isolada para melhorar a marcha em doentes com AVC.

Definições operacionais

Acidente vascular cerebral:

O acidente vascular cerebral (AVC) é um início agudo de disfunção neurológica devido a uma anomalia na circulação cerebral com sinais e sintomas resultantes que correspondem à área focal do cérebro.

Hemi Paretic:

Pessoa com fraqueza de um só lado do corpo devido a acidentes vasculares cerebrais.

Imagens motoras:

A imagética motora é um estado dinâmico durante o qual uma ação é mentalmente simulada sem qualquer movimento corporal. É o processo ativo de reviver sensações com ou sem estímulos externos.

Andamento:

A marcha é o balanço retropulsivo e propulsivo da extremidade inferior para permitir a deambulação e a locomoção do corpo humano.

Capítulo 2

REVISÃO DA LITERATURA

Fisiopatologia e ocorrência de AVC

Os acidentes vasculares cerebrais aterotrombóticos são causados por trombose ou embolia das artérias cerebrais e constituem a maior parte dos acidentes vasculares cerebrais. Os êmbolos podem ter origem em placas ulceradas em artérias maiores ou no coração. Os ataques isquémicos transitórios são predominantemente causados por pequenos êmbolos cerebrais que são espontaneamente lisados antes de o tecido isquémico se tornar irreversível. A lesão permanente do tecido pode ser visualizada por tomografia computorizada (TC) após um ataque isquémico transitório como resultado de uma infração do tecido cerebral numa área que não produz um défice neurológico significativo.

A hemorragia cerebral constitui uma pequena percentagem dos acidentes vasculares cerebrais e está intimamente relacionada com a hipertensão. As hemorragias podem ocorrer em qualquer parte do cérebro, cerebelo ou tronco cerebral, mas a maioria localiza-se profundamente nos hemisférios. As hemorragias cerebrais podem ser causadas pela rutura de microaneurismas de Charcot-Bouchard.[40]

Fig 2.1: Imagem de ressonância magnética no AVC agudo. A anomalia de perfusão (direita) é maior do que a anomalia de difusão (esquerda), indicando a penumbra isquémica, que está em risco de enfarte.

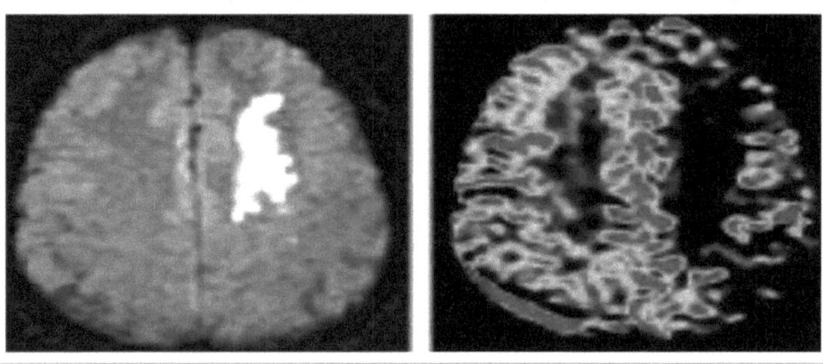

O AVC é uma das doenças mais debilitantes, levando 9 milhões de sobreviventes por ano em todo o mundo[20] a viver com algum grau de incapacidade e deficiência. Entre os sobreviventes de AVC, apenas 50% conseguirão andar na comunidade[21] , mas dois terços fá-lo-ão com limitações. A maioria não é capaz, por exemplo, de andar de forma independente num centro comercial cheio de gente[22] . De acordo com Hill et al.[2] 3, apenas 7% de todos os utentes vítimas de AVC cumprem os critérios para a deambulação autónoma na comunidade quando recebem alta da reabilitação.

Resultados após um AVC

A marcha após o AVC é caracterizada por uma velocidade de marcha lenta[18] , fraca resistência e alterações na qualidade e flexibilidade do padrão de marcha. A velocidade média da marcha dos doentes com AVC, descrita na literatura, varia entre 0,23 e 0,73 m/seg[24] , o que representa 19-60% da velocidade da marcha de indivíduos idosos saudáveis com cerca de 60 anos 25. A demanda de energia da marcha hemiparética é maior do que a da marcha normal

26 27 2829 30 31

andar , . Os movimentos da parte inferior do corpo e da parte superior do corpo , , são perturbados durante a marcha. O seu padrão de marcha também carece de flexibilidade e não pode ser adaptado às exigências ambientais, como andar numa superfície escorregadia, ou a algumas restrições de tarefas novas ou em mudança, como virar a cabeça enquanto caminha .[31]

Vários factores ou sistemas podem interagir e levar a uma mobilidade deficiente após o AVC. A perturbação dos comandos motores, a alteração da informação sensorial e a fraca integração sensório-motora podem gerar movimentos descoordenados e desadaptativos que resultam num equilíbrio e mobilidade deficientes. Como resultado combinado do insulto neurológico e do desuso, ocorrem também alterações fisiológicas secundárias (por exemplo, alterações nos tipos de fibras musculares) e biomecânicas (por exemplo, encurtamento das unidades músculo-tendinosas), modificando assim ainda mais as limitações do corpo. Os comportamentos adaptativos e as compensações surgem normalmente com a recuperação. O descondicionamento físico e os hábitos de vida presumivelmente pré-mórbidos podem contribuir concomitantemente para uma função cardiovascular deficiente, enquanto os factores cognitivos e motivacionais podem entrar em jogo e ter impacto nos resultados da reabilitação.

O ciclo de marcha pode ser dividido em diferentes fases e subfases, de modo a que cada ação do pé e da perna possa ser avaliada em períodos de tempo sequenciais específicos. O ciclo de marcha de cada perna é dividido em fase de apoio e fase de balanço. A fase de postura é o período de tempo durante o qual o pé está em contacto com o solo. A fase de balanço é o período de tempo durante o qual o pé está fora do chão e a balançar para a frente. Na marcha, a fase de apoio compreende aproximadamente 60% do ciclo da marcha e a fase de balanço cerca de 40%. Durante o exame da marcha, vamos observar a simetria.[15]

A. Cadência: passos / tempo Adulto: aprox. 2 passos/seg. Mulheres (20 - 69 anos): 121 passos/min. Homens (20 - 69 anos): 111 passos/min. B. Velocidade: distância/tempo. Adulto: 1,4 m/seg. Mulheres (20 - 69 anos): 79,3 m/min. Homens (20 - 69 anos): 82,1 m/min. C. Comprimento da passada: do toque do calcanhar direito ao toque do calcanhar direito. Adulto: 1,5 m. Mulheres (20 - 69 anos): 1,32 m. Homens (20 - 69 anos): 1.48 m.[16]

A avaliação observacional da marcha no AVC identifica uma coordenação deficiente e padrões de movimento disfuncionais. O pé caído, a instabilidade do tornozelo e do joelho, a perda de progressão para a frente e uma assimetria significativa conduzem a uma diminuição da velocidade da marcha, frequentemente 30 a 40 por cento da velocidade normal. A transferência limitada de carga através do membro afetado coloca maiores exigências no lado sadio. Uma sinergia extensora surge com hipertonicidade e apresenta-se com 1) extensão, adução e rotação interna da anca; 2) extensão do joelho; e 3) flexão plantar e inversão do tornozelo. A postura equinovariana está normalmente presente durante as fases de balanço e de apoio do membro envolvido. Com hipotonicidade, surge uma sinergia flexora com 1) flexão, abdução e rotação externa da anca e 2) flexão do joelho e dorsiflexão e eversão do tornozelo. Ambos os perfis apresentam factores de impedimento da marcha, como a alteração da postura e a diminuição da mobilidade funcional.[19]

São necessários métodos quantitativos de análise da marcha para documentar o progresso do doente e para a investigação clínica. As medidas anormais de velocidade, comprimento do passo, largura do passo, comprimento da passada e cadência demonstraram ser indicadores importantes de disfunção da marcha. Os métodos electrónicos sofisticados são os métodos mais simples e precisos de análise da marcha; no entanto, normalmente não estão disponíveis para o clínico. Estes métodos são dispendiosos e encontram-se apenas em alguns laboratórios de locomoção.[34]

O teste de marcha de 16 metros em papel descreve um método clínico de análise quantitativa da marcha que pode ser utilizado em qualquer contexto clínico. Este método pode ser utilizado para quantificar o comprimento da passada, o comprimento do passo, a largura do passo, a cadência e a velocidade da marcha, e requer menos equipamento e pode ser mais simples de utilizar do que outros métodos clínicos.[32]

Intervenções para melhorar a marcha em doentes com AVC

A avaliação da eficácia da terapia de exercícios para a recuperação é complicada, mas a aprendizagem motora ocorre indubitavelmente. Vários estudos demonstraram que os indivíduos com défice motor crónico e estável devido a AVC podem melhorar o seu funcionamento motor após um treino intensivo especializado. O grau de recuperação está correlacionado com a quantidade de terapia de reabilitação efectuada. O mapeamento cerebral cortical demonstrou que a aprendizagem de tarefas motoras leva a alterações na organização do córtex motor.

A diminuição da força e do controlo motor são os principais problemas do AVC. É evidente que o treino específico de tarefas tem o potencial de conduzir a reorganização do cérebro para um desempenho funcional mais optimizado, sendo fundamental utilizar os métodos de treino com maior probabilidade de ter um impacto positivo neste processo e que se revelaram eficazes[53, 54], 55.

Técnica de imagética motora

A imagética motora pode ser definida como o processo cognitivo encoberto de imaginar um movimento de uma parte do corpo sem o mover de facto. A imagética é uma técnica mental e direccionada em que as capacidades físicas são ensaiadas cognitivamente. Os resultados de estudos efectuados em vários contextos, incluindo contextos clínicos, demonstraram que a imagética, quando combinada com a prática física, acelera a aprendizagem e o desempenho das capacidades motoras[36] . Foi sugerido que os doentes com AVC poderiam aplicar a imagética para ativar redes motoras parcialmente danificadas. Além disso, os investigadores sugeriram que um programa de imagética poderia proporcionar aos doentes com AVC a prática de competências adicionais e, possivelmente, conduzir a melhorias no desempenho motor durante a reabilitação. A imagética motora deve ser distinguida de outra forma de imagética relacionada com o movimento mental: a imagética de movimento[3] .

Em doentes com AVC, é importante considerar tanto a capacidade de realizar imagens motoras com precisão como o acoplamento temporal porque, dependendo do local e da extensão do AVC, um ou ambos podem ser afectados. As lesões parietais podem reduzir a precisão das imagens motoras. Estudos anteriores mostram que a imagética motora melhora a função da mão .[37]

Um grande número de estudos de neuroimagem funcional demonstrou que a imagética motora está associada à ativação específica dos circuitos neurais envolvidos na fase inicial do controlo motor (ou seja, a programação motora). Estes circuitos incluem a área motora suplementar, o córtex motor primário, o córtex parietal inferior, os gânglios basais e o cerebelo.[41] Estes dados fisiológicos dão um forte apoio aos mecanismos neurais comuns da imagética e da preparação motora .[42]

Fig. 2.2: A ativação no córtex motor durante a imagética motora corresponde a cerca de 30% do nível observado durante o desempenho real; Roth et al., 1996.

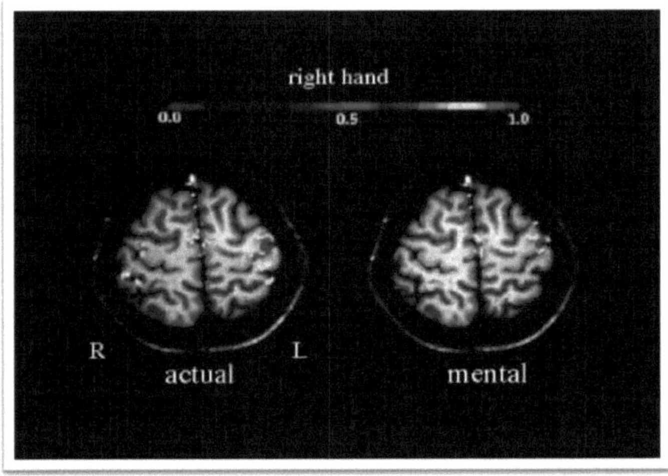

As imagens motoras activam as vias motoras. A atividade muscular aumenta frequentemente em relação ao repouso, durante a imagética motora. Quando é este o caso, a atividade EMG é limitada aos músculos que participam na ação simulada e tende a ser proporcional à quantidade de esforço imaginado.[43]

A imagética motora é atualmente amplamente utilizada como uma técnica para melhorar a aprendizagem motora e para melhorar a reabilitação neurológica em doentes após acidente vascular cerebral. A sua eficácia foi demonstrada em músicos.[44]

Sobre a aprendizagem motora: A imagética motora é um procedimento aceite na preparação dos atletas. Esta prática abrange normalmente um período de aquecimento, relaxamento e concentração, e depois a simulação mental do movimento específico.[45]

Na reabilitação neurológica: Existem algumas provas que sugerem que a imagética motora proporciona benefícios adicionais à fisioterapia convencional ou à terapia ocupacional. No entanto, uma revisão sistemática recente indica que existem provas modestas que apoiam o benefício adicional da imagética motora em comparação apenas com a fisioterapia convencional em doentes com AVC.[46] Estes autores concluíram que a imagética motora parece ser uma opinião de tratamento atractiva, fácil de aprender e de aplicar e que a intervenção não é fisicamente desgastante nem prejudicial. Por conseguinte, a imagética motora pode gerar benefícios adicionais para os doentes.

Capítulo 3

METODOLOGIA

Amostra

Foi recrutado para o estudo um total de 30 participantes, incluindo homens e mulheres, que tinham sido previamente diagnosticados por um neurologista.

Fonte do assunto

Os sujeitos foram retirados de:

- Instituto de Ciências Hepáticas e Biliares Hospital, Nova Deli
- Fortis Escorts Heart Institute & Research Centre Hospital, Okhla Road, Nova Deli
- Saket City Hospital, Saket, Nova Deli
- Bhopal Memorial Hospital & Research Centre (BMHRC), Bhopal (M.P.) Narmada Trauma Centre, Bhopal (M.P.)

Conceção do estudo

Estudo experimental

Método de seleção e atribuição de um tema

Os sujeitos serão selecionados por amostragem conveniente e divididos em dois grupos, ou seja, Grupo -A (Grupo Experimental) e Grupo-B (Grupo de Controlo). No grupo -A, os sujeitos receberam imagética motora e terapia convencional; no grupo -B, os sujeitos receberam apenas terapia convencional.

Critérios de inclusão

- Doentes ambulatórios com AVC. Podem deambular 16 metros (com ou sem dispositivo de assistência). Acidente vascular cerebral com uma duração mínima de 3 meses.
- Nenhuma complicação médica grave e instável.
- Não estar a receber qualquer outra forma de fisioterapia para os membros inferiores.
- Mini-exame do estado mental. (> 23).
- Questionário de Imagens de Movimento - Revisto segundo (MIQ-RS): (uma pontuação de 98 é boa, uma pontuação de 14 é pior).

Critérios de exclusão

- Deformidade da coluna vertebral.
- História de traumatismo da coluna vertebral ou traumatismo craniano.
- Fracturas não curadas.
- Doença arterial oclusiva periférica.
- Doença ortopédica que afecta qualquer articulação dos membros inferiores.
- Qualquer história de doença neurológica que não seja o AVC crónico

Instrumentação

- Rodapé ou sofá
- Cronómetro
- Superfície plana para o teste de marcha
- Papel quadriculado. (6 + 6 m por disciplina)
- Marcador de quadro branco (para a marca do calcanhar)
- Fita adesiva e fita dupla (para fixar o marcador ao sapato)
- Polegadas/Fita métrica (medição do espaço e do gráfico)
- Escala (medição do comprimento do passo e do comprimento da passada)

Medida do resultado

Medida do comprimento da passada: (a média das três passadas intermédias) cm
Medida do comprimento dos degraus: (a média dos três degraus intermédios) cm
Medição da velocidade da marcha: (6m x 60 seg ¿- tempo de marcha em seg) m/min
Medição da cadência: (# marcas *x* 60 ¿- tempo de caminhada em segundos) passos/min

Fig 3.1: Cronómetro

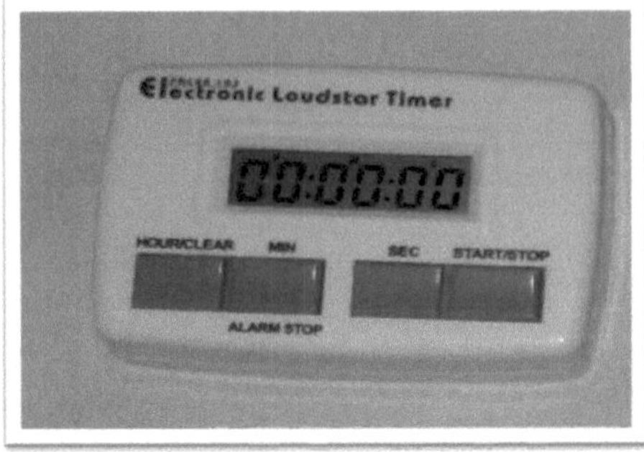

Fig 3.2: Fita métrica, escala de medição, marcador de quadro branco e fita adesiva

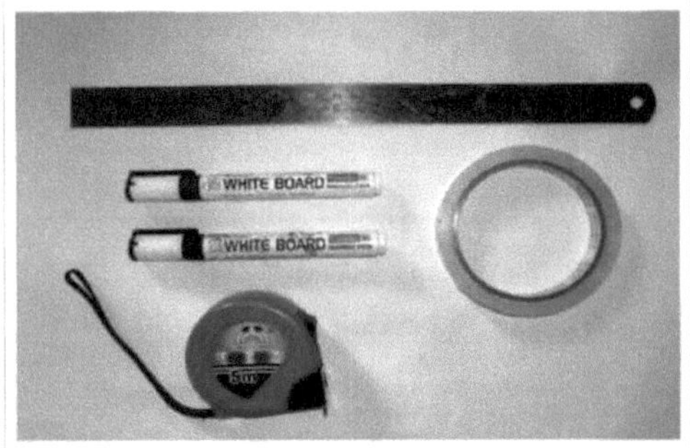

Protocolo

Este estudo consistiu em dois grupos - grupo experimental (A) e grupo de controlo (B). Foram selecionados 26 indivíduos de acordo com os critérios de inclusão e exclusão, tendo sido obtido o consentimento informado de todos os indivíduos depois de lhes ter sido explicado o procedimento.

A intervenção de 4 semanas foi dada aos sujeitos de ambos os grupos alternadamente, 3 dias por semana para o Grupo A e 3 dias por semana para o Grupo B. Protocolo de 45-50 minutos para o Grupo A e protocolo de 30-40 minutos para o Grupo B.

<u>Protocolo do Grupo-A</u>

Este grupo recebeu imagética motora (10-15 minutos) e terapia convencional (30-40 minutos), ambas numa única sessão de 45-50 minutos. O programa foi realizado 3 vezes por semana. A duração total de ambos os programas foi de 4 semanas.

<u>Técnica de imagética motora utilizada</u>

Neste protocolo de intervenção, foram aplicadas as cenas de imagens internas e externas. Os dois objectivos principais foram:

- Facilitar o movimento e a postura da extremidade inferior afetada durante a marcha, concentrando-se em deficiências específicas
- Melhorar a marcha funcional no ambiente do próprio sujeito

<u>Técnica terapêutica convencional utilizada</u>

A terapia convencional para o treino da marcha neste grupo foi administrada de acordo com o protocolo do Grupo B.

<u>Protocolo do Grupo-B</u>

Neste grupo, a intervenção da terapia convencional foi efectuada apenas durante 30-40 minutos. No treino convencional da marcha, o doente praticou actividades funcionais, de locomotricidade específica da tarefa (andar para a frente e dar um passo lateral) (5 minutos), actividades de elevação (por exemplo, subir/descer degraus, subir lateralmente, subir escadas), actividades comunitárias (andar em rampas, curvas e por cima e à volta de obstáculos) e fortalecimento dos quadríceps. [48]

Fig. 3.3: Fluxograma de acordo com o protocolo:

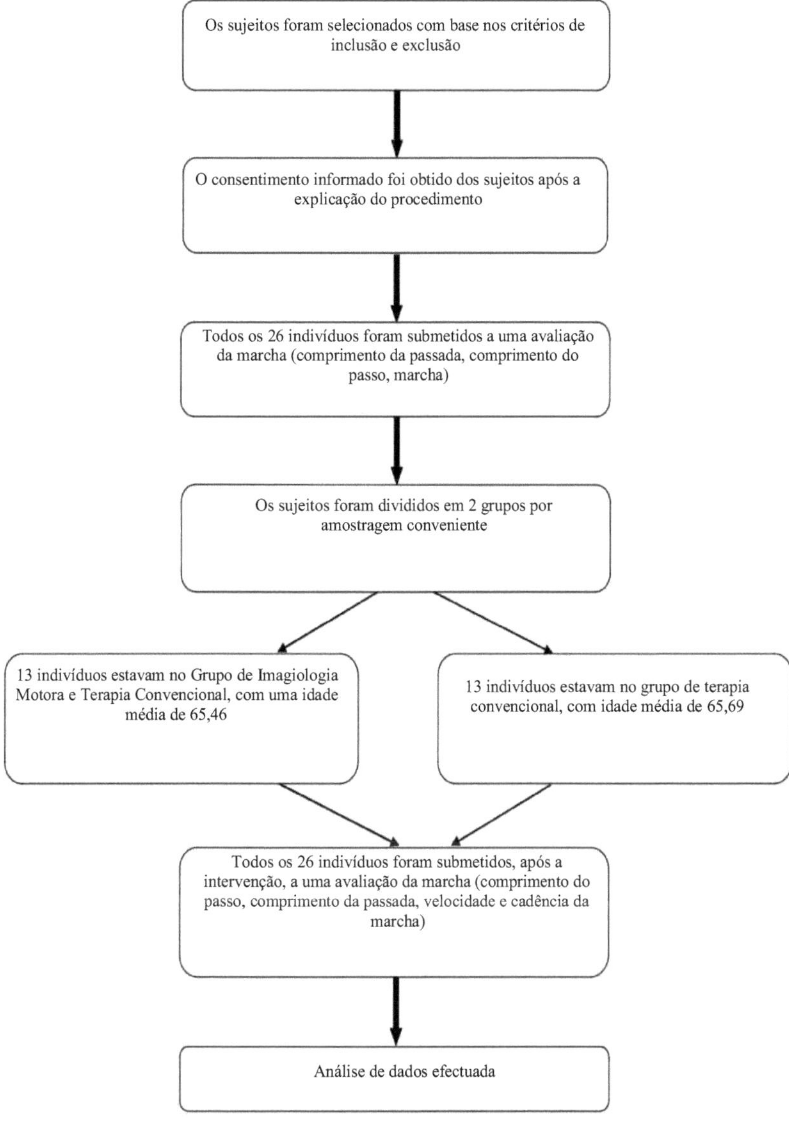
Os sujeitos foram selecionados com base nos critérios de inclusão e exclusão
O consentimento informado foi obtido dos sujeitos após a explicação do procedimento
Todos os 26 indivíduos foram submetidos a uma avaliação da marcha (comprimento da passada, comprimento do passo, marcha)
Os sujeitos foram divididos em 2 grupos por amostragem conveniente
13 indivíduos estavam no Grupo de Imagiologia Motora e Terapia Convencional, com uma idade média de 65,46
13 indivíduos estavam no grupo de terapia convencional, com idade média de 65,69
Todos os 26 indivíduos foram submetidos, após a intervenção, a uma avaliação da marcha (comprimento do passo, comprimento da passada, velocidade e cadência da marcha)
Análise de dados efectuada

Procedimento

Foram incluídos no estudo 26 indivíduos que tinham sido previamente diagnosticados como casos de AVC por um neurologista e que cumpriam os critérios de inclusão do estudo. Os participantes foram avaliados através de um mini-exame do estado mental, antes de serem selecionados para o estudo. Antes de se inscreverem no estudo, os participantes foram informados da necessidade e do objetivo do estudo. O consentimento informado foi assinado antes do estudo.

Depois de terem dado o seu consentimento informado, os sujeitos foram distribuídos por amostragem conveniente entre Imagiologia Motora e Terapia Convencional, ou seja, GRUPO A, e Terapia Convencional isolada, ou seja, GRUPO B. Os participantes que não conseguiram realizar ou compreender a tarefa de Imagiologia Motora foram excluídos dos Grupos.

Foi-lhes permitido terminar a sua participação em qualquer altura durante o estudo. Havia 2 grupos com 26 participantes cada.

Após a obtenção de um formulário de consentimento escrito, foram recolhidos dados demográficos. Não foram encontradas diferenças significativas entre os grupos relativamente à idade.

O Grupo A teve 13 indivíduos com (média de idade = 65,46 anos ±7,55) e o Grupo B teve 13 indivíduos com (média de idade = 65,69 ±5,58). Ambos os programas foram realizados no ambiente domiciliar e hospitalar dos respectivos participantes. Nenhum dos sujeitos frequentou fisioterapia para membros inferiores em qualquer outro local durante o estudo.

A medição de base foi efectuada no início do programa de tratamento, utilizando as variáveis da marcha como medidas de resultado, ou seja, comprimento da passada, comprimento do passo, velocidade da marcha e cadência.

Avaliação da marcha

O procedimento requer apenas um cronómetro, duas canetas de marcação de ponta de feltro com tinta lavável e uma passadeira de 16 m (53 pés) que é previamente medida e marcada com fita adesiva em quatro pontos. Um corredor, uma área exterior de cimento numa clínica, ou a casa de um doente, bem como uma parte do chão de uma clínica podem ser usados para a passagem. O passadiço é marcado de forma a mostrar uma área central com 6 m de comprimento e duas áreas de 5 m em cada extremidade. As medições são efectuadas apenas na área de 6 m; as duas áreas de 5 m permitem o aquecimento até à velocidade "normal" antes da medição e o abrandamento após a medição. A utilização destas extensões da área de medição do passadiço tem como objetivo eliminar os erros de medição.

Fig 3.4: Mostra o padrão de passos.

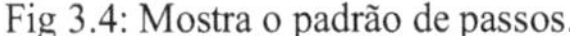

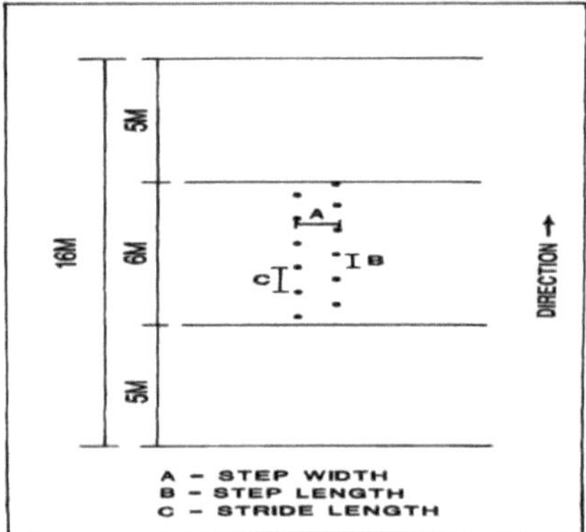

As canetas de marcação com ponta de feltro são coladas na parte de trás dos sapatos do doente, de modo a que a ponta atinja apenas o chão quando este está de pé. Antes do procedimento, o doente deve dar alguns passos ao lado da passadeira para garantir que os marcadores estão corretamente posicionados para indicar o contacto com o calcanhar.

Fig 3.5: Mostra a fixação do marcador ao sapato com fita adesiva.

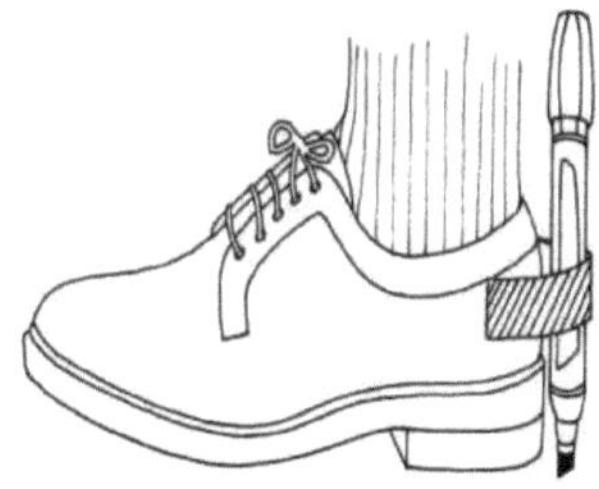

O doente é instruído a caminhar à sua velocidade habitual de uma extremidade da passadeira de 16 m para a outra extremidade. O terapeuta, utilizando um cronómetro, regista o tempo que o doente demora a percorrer os 6 m centrais. Em seguida, são efectuadas medições dentro da área de 6 m das distâncias entre cada marca de caneta de contacto com o calcanhar e a marca seguinte de caneta de contacto com o calcanhar do mesmo lado (comprimento da passada) e o comprimento do passo foi medido com a postura do lado afetado. (Por vezes, o marcador deixa uma marca de linha quando o calcanhar se aproxima do chão para o contacto. O ponto no final da marca da linha deve ser utilizado para a medição). Além disso, é contado o número total de marcas de contacto nos 6 m centrais.

Fig 3.6: Sujeito a caminhar sobre o gráfico. (Vista frontal)

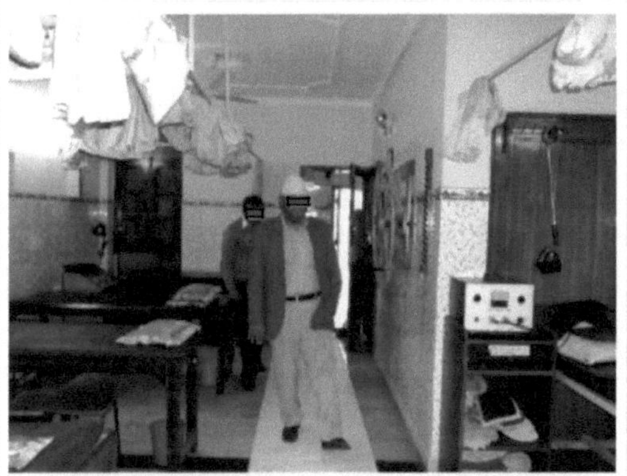

Fig 3.7: Sujeito a caminhar sobre o gráfico. (Vista lateral)

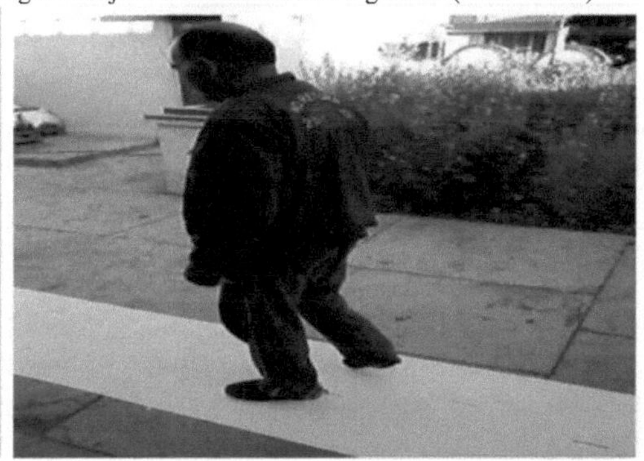

Técnica de imagética motora

Para treinar a marcha através de imagens motoras, o terapeuta/eu próprio estava de pé em frente do sujeito, que estava sentado numa cadeira com apoio para os braços ou deitado na cama, conforme o conforto do sujeito. Inicialmente, os sujeitos foram introduzidos na técnica de imagética motora. Foi-lhes explicada a técnica.

Em seguida, a marcha imagética foi praticada na sala de estar, dando ênfase à experiência imagética, utilizando todas as modalidades sensoriais. Por exemplo, dar instruções ao sujeito para imaginar a cena dos quadros na parede como se a estivesse a ver na realidade. O tempo, a sequência e o espaçamento das actividades de prática de Imagens Mentais basearam-se em princípios estabelecidos da disciplina de aprendizagem motora e em relatórios sobre a aplicação destes princípios na reabilitação de AVC. Se o sujeito não fosse capaz de fazer ou estivesse a fazer de forma errada, o terapeuta/orientava-o a imaginar as coisas/actividades de forma calma e descontraída. Depois, era-lhes dito que fizessem outra tarefa, por exemplo, tentassem usar a vossa capacidade de imaginar para ouvir o som dos vossos passos no chão. Os indivíduos envolvidos em tais tarefas de imagética têm consciência disso e são capazes de relatar o conteúdo dos actos ou cenas imaginados.

As deficiências específicas escolhidas como alvos de intervenção foram: (1) Contacto inicial do antepé; (2) Impulso deficiente durante a postura; (3) Redução da flexão do joelho durante o balanço. Concomitantemente, a prática imagética foi direcionada para melhorar: (1) a velocidade e simetria da marcha, (2) a negociação de percursos de marcha em espaços interiores e exteriores (por exemplo, edifícios públicos, terrenos irregulares). Para além disso, a marcha foi praticada em circunstâncias variáveis, com apenas um feedback oral intermitente ou mínimo apresentado durante a prática.

Cada sessão de treino era composta por: (1) fornecimento de informações explícitas sobre as caraterísticas da tarefa e as circunstâncias ambientais (1-2 minutos), (2) imagem da atividade de andar de uma perspetiva externa (3-8 minutos), (3) imagem da atividade de andar de uma perspetiva interna (3-8 minutos),[38] e (4) reorientação da atenção para o ambiente imediato e para a posição genuína do corpo (1 minuto).
O calendário e as principais tarefas que foram praticadas são:

Primeira semana:
Familiarização com a prática de imagética motora. Praticar a marcha imagética na sala de estar, dando ênfase à experiência imagética, utilizando todas as modalidades sensoriais.
Exemplos: "Tente imaginar a cena dos quadros na parede como se a estivesse a ver na realidade." "Tenta usar a tua capacidade imagética para ouvir o som dos teus passos no chão."

Segunda semana:
Prática dos componentes em falta (deficiência) no desempenho da marcha da extremidade inferior paralítica, com enfoque na flexão do joelho durante o balanço, no contacto do calcanhar durante a postura e na aplicação cronometrada da força propulsiva durante o impulso.
Exemplos: "Tenta 'ver' o teu joelho esquerdo a fletir tão alto como o teu joelho direito." "Tente sentir o seu joelho esquerdo a fletir tão alto como o seu joelho direito." "Durante cada passo, antes de levantar a perna, tente sentir que o seu pé está a empurrar fortemente para trás em direção ao chão."

Terceira semana:
A prática continuou como na segunda semana, com ênfase adicional na carga do lado afetado durante a postura e no aumento da velocidade da marcha.
Exemplos: "Em cada passo, sinta que aumentou um pouco o tempo em que está de pé sobre a perna não afetada no futuro." "Imagine que está a andar mais depressa do que o seu ritmo atual." "Sinta que está a mover cada um dos seus pés mais para a frente."

Quarta semana:
Os treinos de marcha continuaram a centrar-se na integração dos componentes dos treinos anteriores no ciclo de strep e no aumento da simetria e da velocidade da marcha.
Exemplos: "Tenta 'ver' as tuas duas pernas a fazerem os mesmos movimentos". "Sinta cada pé a subir à mesma altura que o outro." "Em cada passo, sinta que o seu antepé está a empurrar fortemente o chão antes da 'descolagem'. "

O reforço foi aplicado através de imagens de sentimentos de confiança no desempenho da marcha e da realização bem sucedida das tarefas praticadas. Ou seja, o treinador encorajou sentimentos de segurança, calma e satisfação durante e após a realização da marcha imagética.

Terapia convencional para a marcha

Habilidade locomotora específica da tarefa

Andar a pé:

O indivíduo fica de pé com a anca corretamente alinhada, pratica o passo para a frente e depois para trás com a perna intacta, certificando-se de que estende a anca afetada ao dar o passo para a frente. Eu coloco-me à frente ou do lado afetado e encorajo o indivíduo a fazer peso através da perna afetada. Da mesma forma, dou instruções ao indivíduo para andar para a frente. O indivíduo foi instruído a caminhar lateralmente através da abdução da anca e dá um passo longo de um lado e segue-o com outro passo.

Actividades de elevação:

O sujeito foi instruído a subir uma escada, flectindo a anca e o joelho, com carga no membro da frente e elevando o corpo para subir um degrau. Em seguida, o sujeito foi instruído a descer a escada através da extensão da anca de um membro e da flexão da anca e do joelho do outro. Foi necessária assistência quando o indivíduo não era capaz de realizar a atividade devido ao medo de cair. Da mesma forma, o sujeito foi instruído a subir escadas.

Actividades comunitárias:

O sujeito caminha em rampas, curvas e terrenos irregulares, uma vez que isso aumenta a velocidade da marcha, aumentando a resistência. A tarefa de ultrapassar e contornar obstáculos também foi dada ao sujeito, colocando um pau à frente do sujeito e dando-lhe instruções para caminhar sobre o pau.

Fortalecimento dos quadríceps:

O treino de força de resistência foi dado ao sujeito atando uma braçadeira de peso ao pé e efectuando a extensão do joelho.

Capítulo 4

ANÁLISE DE DADOS

As estatísticas são efectuadas utilizando o SPSS 13 e o Sigma state. O teste t foi utilizado para a análise dos dados.
O teste t pareado foi aplicado para comparar os dados da avaliação da marcha (comprimento da passada, comprimento do passo, velocidade da marcha e cadência) dentro do grupo.
O teste t de Student foi utilizado para comparar os dados da avaliação da marcha (comprimento da passada, comprimento do passo, velocidade e cadência da marcha) entre os grupos.
A significância estatística foi fixada em 0,05 com um intervalo de confiança de 95% e o valor de $P < 0,05$ foi considerado significativo.

Capítulo 5

RESULTADOS

Participaram e completaram o estudo 26 indivíduos com AVC que cumpriam os critérios de inclusão. Não foram encontradas diferenças significativas nos valores iniciais de idade e altura entre os grupos.
A média e o desvio padrão da idade, altura e peso foram calculados para os 30 indivíduos da seguinte forma: idade - 65,46±7,55, altura - 169,233±6,55. (TABELA-1)....
Tabela 5.1: Comparação da idade e da altura entre o Grupo A (Grupo de Exp.) e o Grupo B (Grupo de Controlo)

Dados demográficos	Grupo A		Grupo B	
	Média	SD	Média	SD
Idade	65.46	7.55	65.69	5.58
Altura	169.22	6.5	168.92	6.2

Fig. 5.1: Mostra a média de idade e altura do Grupo-A e do Grupo-B

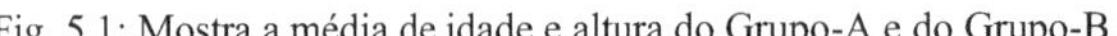

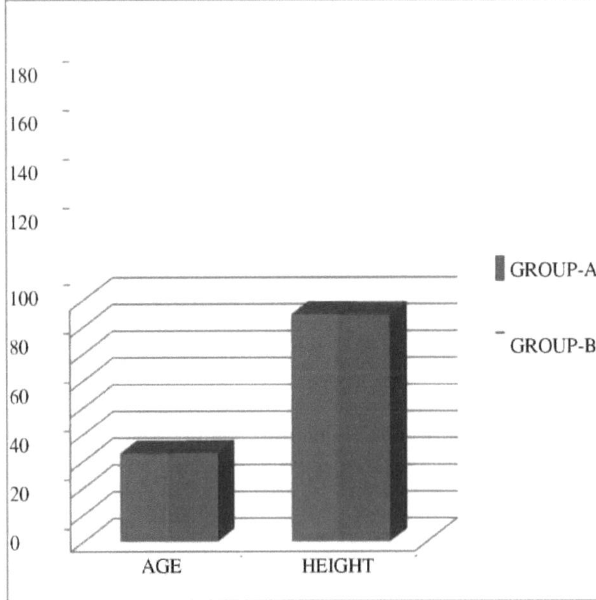

O teste T de Student foi efectuado para comparar os dados do comprimento da pré-passada entre os grupos. (p=0,928) [Tabela-5.2]

Tabela 5.2: Mostra a média e o desvio padrão do comprimento do pré-estribo (LPE) para o Grupo-A e o Grupo-B

SDL	Grupo-A		Grupo B	
PRE	Média	SD	Média	SD
	65.03	15.08	64.46	17.14
	t= .091			
	P=.928			

Fig 5.2: Mostra o comprimento médio do pré-estribo (SDL) do Grupo-A e do Grupo-B

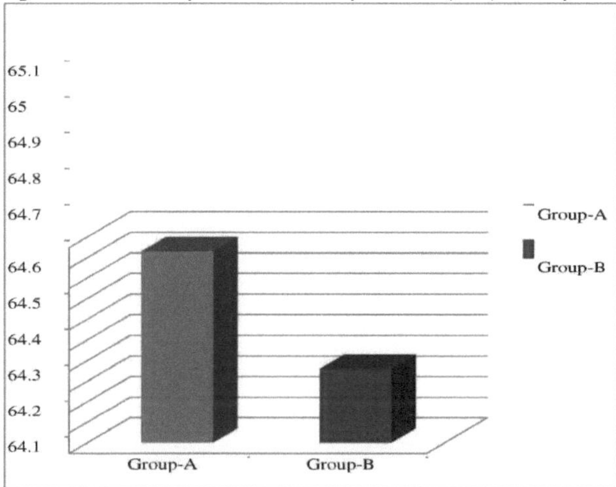

Foi efectuado o teste t emparelhado para comparar os dados do comprimento da passada entre os grupos. Para o comprimento da passada, ambos os grupos apresentaram uma diferença significativa [Grupo A (p=0,023) e Grupo B (p=0,000) [Tabela-5.3].

Tabela 5.3: Mostra a média e o desvio padrão do comprimento pré-lateral (LPS) e do comprimento pós-lateral (LPS) para o Grupo-A e o Grupo-B

Grupo-A				Grupo B			
SDL				SDL			
PRE		POST		PRE		POST	
Média	SD	Média	SD	Média	SD	Média	SD
65.03	15.08	79.00	24.41	64.46	17.14	74.301	19.3
t= 2.629				t=5.009			
P= 0.023				P=0.000			

Fig. 5.3: Mostra uma melhoria no comprimento pós-tronco em relação ao comprimento pré-tronco no Grupo-A

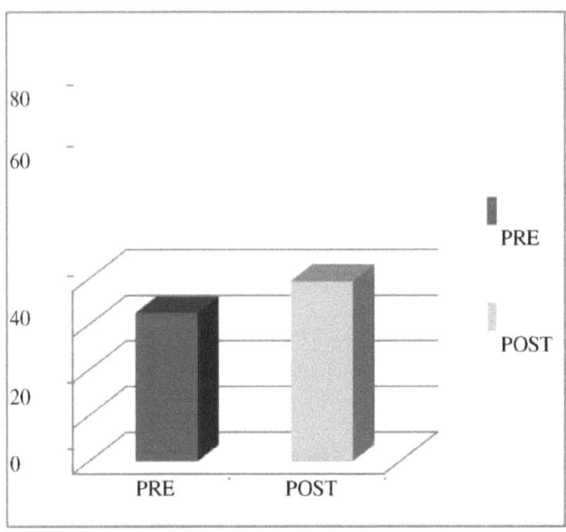

O teste T de Student foi efectuado para comparar os dados do comprimento da passada entre os grupos. (p=0,592) [Tabela-5.4]

Tabela 5.4: Mostra a média e o DP do comprimento pós-tronco (CPS) para o Grupo-A e o Grupo-B

SDL	Grupo-A		Grupo B	
POST	Média	SD	Média	SD
	79.00	24.4123	74.3077	19.3052
	t=.544			
	P=.592			

Fig. 5.4: Mostra uma melhoria no comprimento pós-tronco em relação ao comprimento pré-tronco no Grupo-B

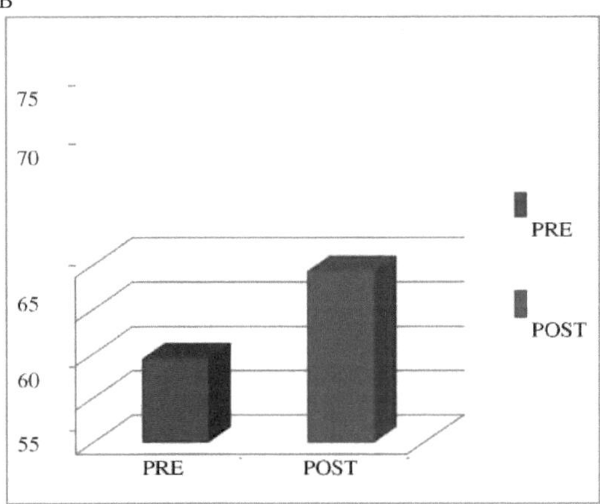

Foi efectuado o teste T de Student para comparar os dados do comprimento do pré-passo entre os grupos. (p=0,777) [Tabela-5.5]

Tabela 5.5: Mostra a média e o desvio padrão do comprimento da pré-etapa (STL) para o Grupo-A e o Grupo-B

STL	Grupo-A		Grupo B	
PRE	Média	SD	Média	SD
	31.4200	7.76	31.13	7.15
	t= -.286			
	P=.777			

Fig. 5.5: Mostra a melhoria relativa do comprimento pós-tronco no Grupo-A e depois no Grupo-B

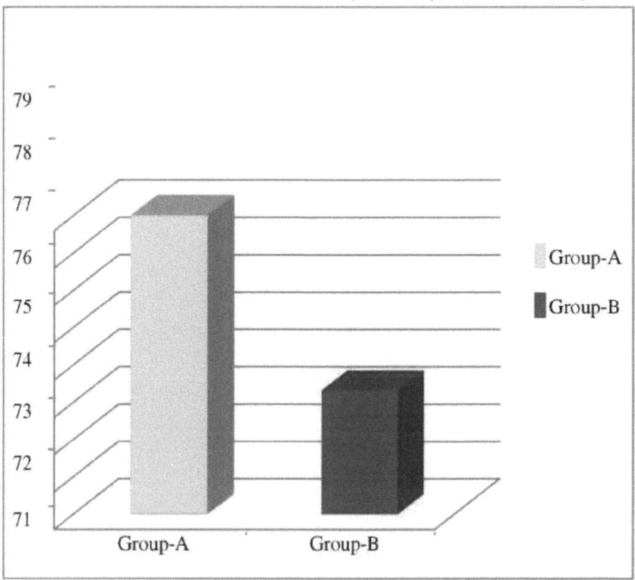

Foi efectuado o teste T de Student para comparar os dados relativos ao comprimento do pós-passo entre as grupos. (p=0,631) [Tabela-5.7]

Tabela 5.7: Mostra a média e o DP do comprimento pós-etapa (STL) para o Grupo-A e o Grupo-B

STL	Grupo-A		Grupo B	
POST	Média	SD	Média	SD
	38.1754	12.5092	36.0738	9.2997
	t=.486			
	P=.631			

Fig. 5.7: Mostra uma melhoria no comprimento pós-passo em relação ao comprimento pré-passo no Grupo-A

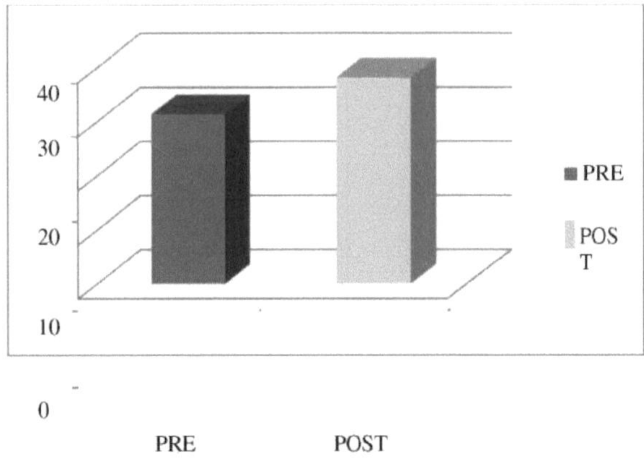

O teste T de Student foi efectuado para comparar os dados da velocidade de pré-marcha entre os grupos. (p=0,459) [Tabela-5.8]

Tabela 5.8: Mostra a média e o desvio padrão da velocidade pré-gancho (VL) para o Grupo-A e o Grupo-B

VL	Grupo-A		Grupo B	
PRE	Média	SD	Média	SD
	27.1492	10.9446	26.824	10.0134
	t= -.753			
	P=.459			

Fig. 5.8: Mostra uma melhoria no comprimento pós-passo em relação ao comprimento pré-passo no Grupo-B

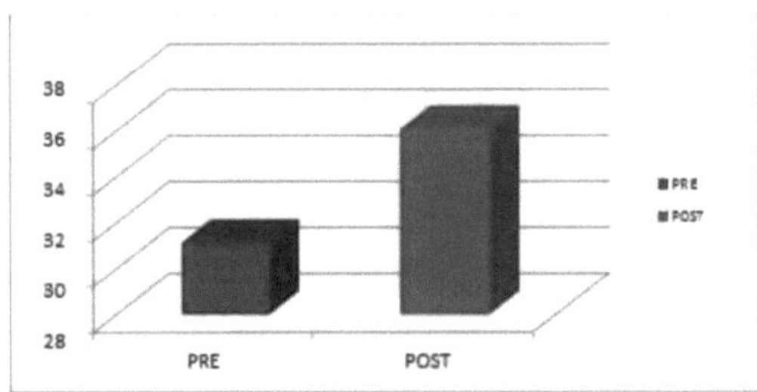

O teste T de Student foi efectuado para comparar os dados da velocidade pós marcha entre os grupos. (p=0,959) [Tabela-5.10]

Tabela 5.10: Mostra a média e o DP da velocidade pós-gatilho para o Grupo-A e o Grupo-B

VL	Grupo-A		Grupo B	
Correio	Média	SD	Média	SD
	36.8615	23.0036	36.4823	13.0434

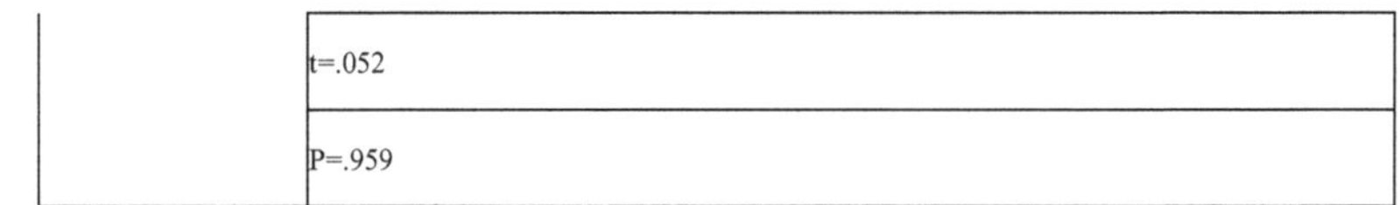

	t=.052
	P=.959

Fig. 5.10: Mostra a velocidade média pré-gatilho do Grupo-A e do Grupo-B

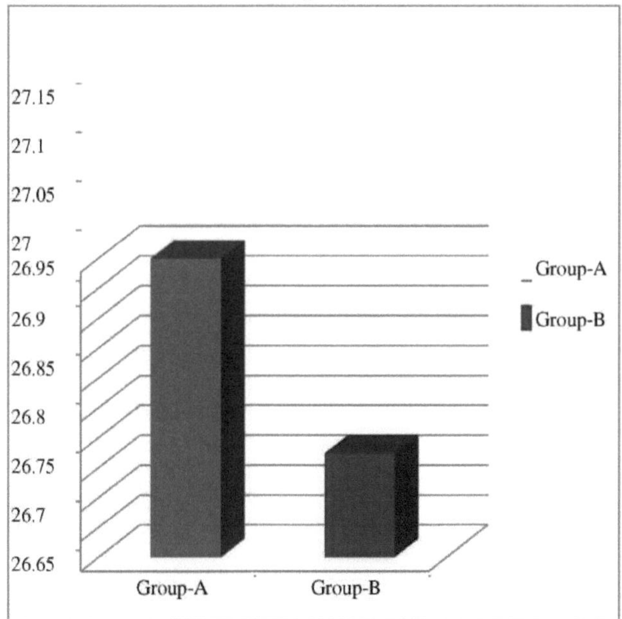

O teste t pareado foi feito para comparar os dados da velocidade da marcha entre os grupos. Para a velocidade da marcha, ambos os grupos apresentaram diferença significativa [Grupo A (p=0,015) e Grupo B (p=0,000)] [Tabela-5.9].

Tabela 5.9: Apresenta a média e o desvio padrão da velocidade pré-percurso e da velocidade pós-percurso para o Grupo-A e o Grupo-B

Grupo-A				Grupo B			
VL				VL			
PRE		POST		PRE		POST	
Média	SD	Média	SD	Média	SD	Média	SD
27.14	10.9	36.86	23.0	26.89	7.2	34.9	11.47
t=2.09				t=4.916			
P=0.015				P=0.000			

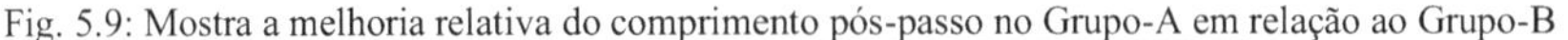

Fig. 5.9: Mostra a melhoria relativa do comprimento pós-passo no Grupo-A em relação ao Grupo-B

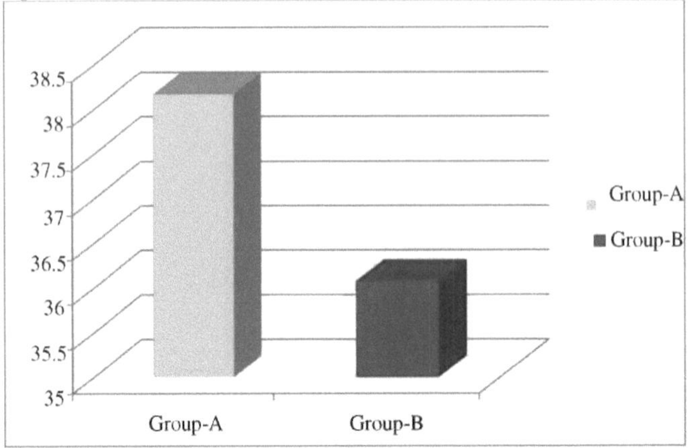

O teste T de Student foi efectuado para comparar os dados da pré-cadência entre os grupos. (p=0,986) [Tabela-5.11]

Tabela 5.11: Mostra a média e o DP da Pré-Cadência (CAD) para o Grupo-A e o Grupo-B

Fig 5.11: Mostra uma melhoria na velocidade pós-gatilho em relação à velocidade pré-gatilho no Grupo-A

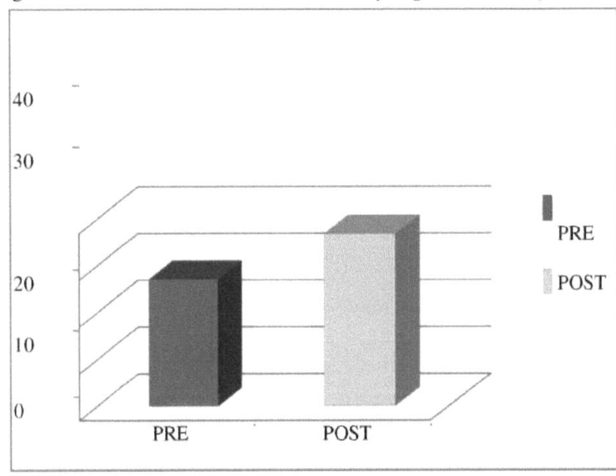

Foi efectuado o teste t emparelhado para comparar os dados da Cadência entre os grupos. Relativamente à Cadência, ambos os grupos apresentaram uma diferença significativa [Grupo A (p=0,024) e Grupo B (p=0,002)] [Tabela-5.6].

Tabela 5.12: Mostra a média e o DP da pré-cadência e da pós-cadência para o Grupo-A e o Grupo-B

Grupo-A				Grupo B			
CAD				CAD			
PRE		POST		PRE		POST	
Média	SD	Média	SD	Média	SD	Média	SD

74.63	23.76	85.89	33.39	74.18	19.69	83.72	23.29
t=2.578				t=3.848			
P=0.024				P=0.002			

Fig 5.12: Mostra uma melhoria na velocidade pós-gatilho em relação à velocidade pré-gatilho no Grupo-B

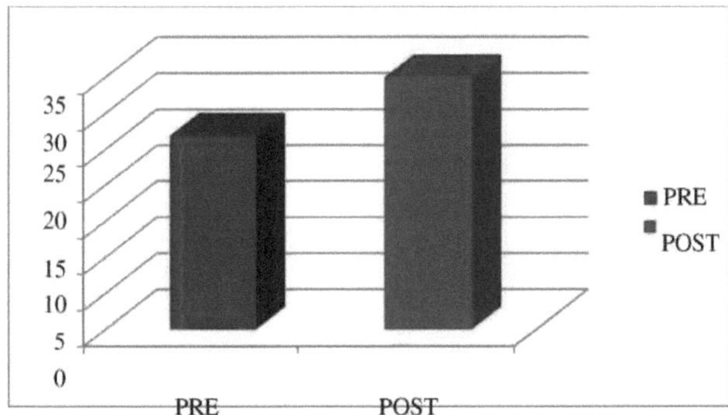

O teste T de Student foi efectuado para comparar os dados da pós-cadência entre os grupos. (p=0,844) [Tabela-5.13]

Tabela 5.13: Mostra a média e o DP da pós-cadência (CAD) para o Grupo-A e o Grupo-B

CAD	Grupo-A		Grupo B	
POST	Média	SD	Média	SD
	85.8938	33.1907	83.7215	21.0913
	t=.199			
	P=.844			

Fig. 5.13: Mostra a melhoria relativa da velocidade pós-gatilho no Grupo-A e depois no Grupo-B

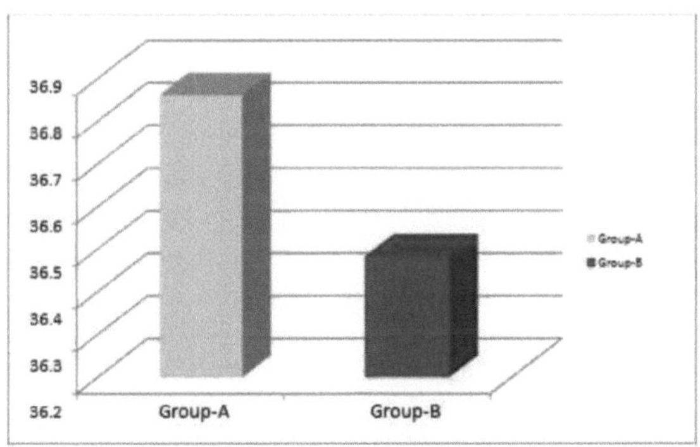

Fig. 5.14: Mostra a média da Pré-Cadência do Grupo-A e do Grupo-B

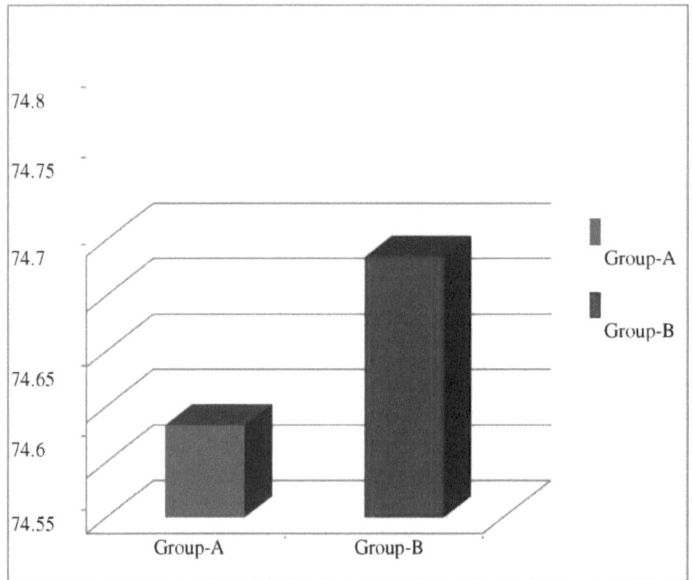

Fig. 5.15: Mostra uma melhoria na pós-cadência em relação à pré-cadência no Grupo-A

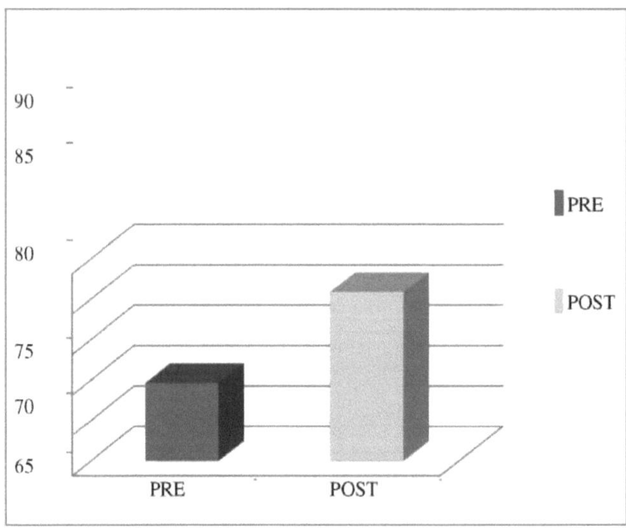

Fig. 5.16: Mostra uma melhoria na pós-cadência em relação à pré-cadência no Grupo-B

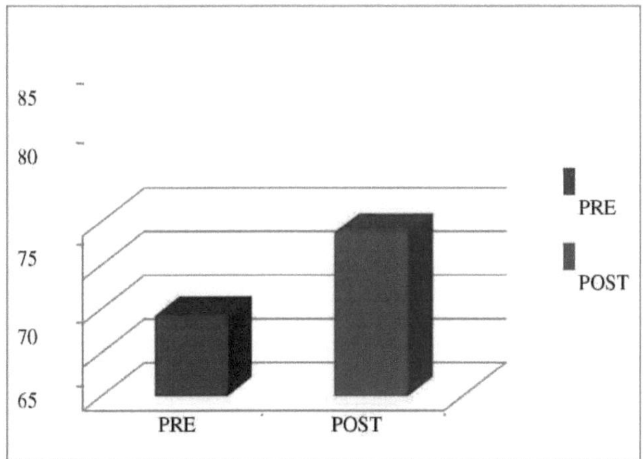

Fig. 5.17: Mostra a melhoria relativa da pós-cadência do grupo A em relação ao grupo B

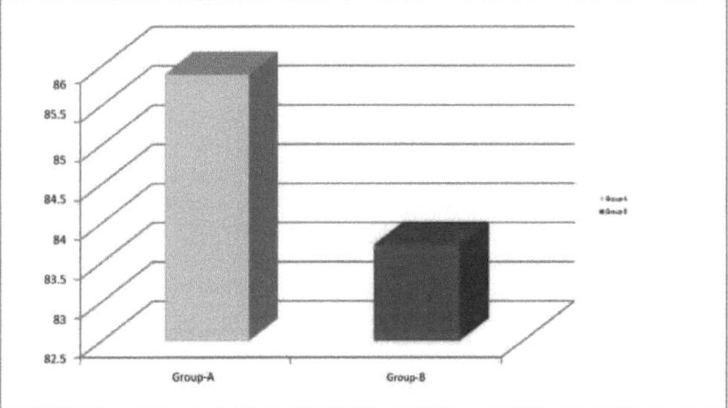

A partir dos gráficos e tabelas acima, podemos dizer que ambos os tratamentos foram eficazes para ambos os grupos. A partir dos gráficos e tabelas acima, podemos dizer/inferir que o Grupo A apresentou melhorias significativas em comparação com o Grupo B no comprimento do passo, comprimento da passada, velocidade da marcha e cadência.

A avaliação da marcha do Grupo A revelou uma melhoria significativa após a intervenção em comparação com o Grupo B.

A partir destes resultados, concluímos que o Grupo A é melhor do que o Grupo B.

Capítulo 6

DISCUSSÃO

O nosso estudo teve como objetivo melhorar a marcha. Andar é a mobilidade básica e aumenta a independência de qualquer pessoa. A capacidade de caminhar de forma independente é uma atividade que enriquece a vida e a forma mais eficiente de nos deslocarmos de um local para outro no decurso da nossa vida quotidiana.

As caraterísticas temporo-espaciais da marcha indicam que a cadência é especialmente afetada negativamente pelo AVC e que a melhoria da velocidade da marcha se deve principalmente a um aumento do comprimento da passada e, em menor grau, a um aumento da cadência.

Existe uma melhoria significativa nas leituras pós-intervenção do (para o comprimento da passada p= 0,023, para o comprimento do passo p=0,024, para a velocidade da marcha p=0,015 e para a cadência p=0,024) Grupo-A, porque, de acordo com estudos anteriores, a terapia convencional com imagética motora produz um efeito significativo na intervenção. S.Corina et al. afirma que a imagética motora com a terapia convencional é eficaz na diferença de tempo para realizar a tarefa da pré para a pós-intervenção.[58] S.A. Zimmermann et.al afirma que as provas sugerem que a imagética motora proporciona benefícios adicionais à fisioterapia convencional ou à terapia ocupacional.[12] Alguns autores afirmam que o treino de imagética locomotora pode ser considerado como uma opção útil para o restabelecimento da deambulação em indivíduos com AVC hemiparético crónico que não conseguem participar no treino físico da marcha.[14]

Ehrsson et al. mostraram uma ativação de áreas específicas dos membros no córtex motor primário.[35]

A imagética motora é um estado dinâmico durante o qual a representação de uma ação motora específica é activada internamente sem qualquer saída motora. Por outras palavras, a imagética motora requer a ativação consciente de regiões cerebrais que também estão envolvidas na preparação e execução do movimento, acompanhada por uma inibição voluntária do movimento real. Alguns autores referiram que a ativação da área motora pré-suplementar e do córtex motor primário durante a imagética de movimentos locomotores.

Os investigadores colocaram a hipótese de que a execução do movimento, a imagética motora e a observação da ação são todas impulsionadas pelo mesmo mecanismo básico. A imagética motora e a observação da ação são concebidas como operações "offline" das áreas motoras do cérebro.

Os investigadores também referiram que as caraterísticas de equilíbrio das mulheres idosas, medidas pelo equilíbrio da marcha e pela colocação dos pés, melhoraram em resultado de um tratamento combinado de imagética motora e fisioterapia.[50] Como a intervenção de imagética motora não modificou suficientemente a assimetria que é uma caraterística inerente à hemiparesia, deve ser administrada juntamente com a terapia convencional.[4]

Alguns investigadores afirmam que a imagética, em associação com a terapia, parece ser um complemento não invasivo e eficaz da terapia tradicional que reduz substancialmente a incapacidade e melhora os resultados.[36]

Por outro lado, existe uma melhoria significativa nas leituras pós-acidente vascular cerebral (para o comprimento da passada p=0,000, para o comprimento do passo p=0,002, para a velocidade da marcha p= 0,000 e para a cadência p=0,002) do Grupo B, também porque, de acordo com os resultados de investigações anteriores, a terapia convencional para o AVC é eficaz para conseguir a deambulação e a melhoria da marcha. Os investigadores afirmam que as actividades específicas da tarefa com treino de força são intervenções terapêuticas eficazes no pós-AVC. Os possíveis mecanismos associados à resposta à terapia estavam relacionados com a melhoria da ativação da unidade motora associada ao aumento da força nos principais músculos utilizados na marcha. [51]

Os autores apresentam uma hipótese intrigante de que o treino de marcha sobre o solo, como andar para a frente e para os lados, pode ser mais adequado para educar os doentes relativamente à segurança, ao mesmo tempo que encoraja a participação em exercícios terapêuticos para melhorar a força, a aptidão cardiovascular, a eficiência do movimento e a agilidade. "O treino de marcha no solo melhora a função locomotora e é um dos principais objectivos da reabilitação e, se os doentes quiserem melhorar a marcha, têm de praticar a marcha. O treino de marcha sobre o solo representa a abordagem mais específica para melhorar a marcha em indivíduos com hemiparesia após AVC.[52]

Também foi colocada a hipótese de o fortalecimento muscular e o condicionamento físico reduzirem a incapacidade e a deficiência em sobreviventes crónicos de AVC.[53] A reabilitação do AVC proporciona um plano organizado e direcionado para reaprender as funções perdidas no menor período de tempo possível. Alguns estudos sugerem que é mais provável conseguir uma recuperação bem sucedida e significativa se se dedicar e mantiver um elevado nível de motivação durante o processo de reabilitação.[54]

Reconhece-se que a participação repetida dos doentes em programas de fisioterapia ativa tem provavelmente uma influência direta no processo de reorganização funcional do cérebro e melhora a recuperação neurológica. Um aspeto fundamental da plasticidade neural que tem implicações importantes para a reabilitação é o facto de as modificações nas redes neuronais serem dependentes do uso. Os ensaios clínicos demonstraram que o uso forçado e o treino funcional contribuem para melhorar a função.[55] A terapia de reabilitação normalizada baseada na comunidade também ajuda os doentes com AVC a melhorar a sua função neurológica.[56]

Estudos clínicos demonstraram que o treino ou a reabilitação em regime de internamento aumentam a representação cortical com subsequente recuperação funcional, ao passo que a falta de reabilitação ou de treino diminui a representação cortical e atrasa a 57 recuperação.

Os resultados das leituras posteriores em ambos os grupos (para o comprimento da passada anterior (p=0,928) e posterior (p=0,592), para o comprimento do passo anterior (p=0,777) e posterior (p=0,631), para a velocidade da marcha anterior (p=0,459) e posterior (p=0,959), para a cadência anterior (p=0,986) e posterior (p=0,844)) mostram uma melhoria significativa, mas a melhoria no Grupo-A foi superior à do Grupo-B. Em dois estudos anteriores, verificou-se que a imagética motora proporcionava benefícios adicionais à fisioterapia convencional quando administrada para o funcionamento dos membros superiores[12] . Esta pode ser uma razão para os resultados pós-intervenção do presente estudo, em que o valor médio do grupo experimental mostrou melhores resultados do que o valor médio do grupo de controlo. Os investigadores determinaram que a IM incorporada (Imagens Motoras com terapia convencional) é superior à IM adicionada (terapia convencional separada). As áreas cerebrais activadas durante a IM e os movimentos reais mostram uma forte congruência para movimentos de um só braço, bem como para movimentos complexos de todo o corpo em doentes com AVC.[6]

Estes estudos e investigações demonstram que a imagética motora, juntamente com a terapia convencional, é benéfica para a reabilitação da marcha. A imagética motora exige menos esforço e dá motivação ao sujeito para realizar tarefas, pelo que é fácil de aplicar.

Capítulo 7

LIMITAÇÕES DO ESTUDO E INVESTIGAÇÃO FUTURA

Limitação

Foi recrutado um pequeno número de sujeitos para o estudo Os sujeitos do AVC tinham menos ou igual a 3 anos apenas

Investigação futura

O estudo pode ser repetido com uma amostra de maior dimensão.
O estudo pode ser repetido utilizando indivíduos com uma duração de AVC superior a 3 anos. O acompanhamento do presente estudo pode ser efectuado.
O mesmo estudo pode ser realizado em diferentes populações em que a marcha é afetada, por exemplo Parkinsonismo

CONCLUSÃO E RELEVÂNCIA CLÍNICA

Conclusão

De acordo com os resultados do presente estudo, o programa de imagética motora é eficaz, quando administrado em conjunto com a terapia convencional, para melhorar a marcha em indivíduos com AVC. Além disso, pode ser feito facilmente pelo doente, uma vez que requer menos esforço e motiva o sujeito a realizar a tarefa desejada. Também não cansa o doente. Assim, é um método viável e pode ser aplicado em conjunto com a terapia convencional no tratamento de doentes com AVC com problemas de marcha.

Relevância clínica

O programa de imagética motora pode ser administrado em conjunto com a terapia convencional para melhorar a marcha em indivíduos com AVC e pode ser feito facilmente, uma vez que exige menos esforço e dá motivação ao sujeito para realizar tarefas. Assim, não cansa o doente.

Melanie Gregg, Craig Hall e Andrew Butler, questionário de imagética do movimento - segunda revisão (miq-rs), *Publicação de Acesso Antecipado*, 2010: 7(2):249-257.
Susan L Morris, Karen J Dodd, Meg E Morris, outcomes of progressive resistance strength training following stroke: a systematic review, *Clinical Rehabilitation,* 2004 Jan:18(1) 27-39.
Catherine M. Dean, Carol L. Richards, Francine Malouin, Task-Related Circuit Training Improves Performance of Locomotor Tasks in Chronic Stroke: A Randomized, Controlled Pilot Trial, *The American Academy of Physical Medicine and Rehabilitation,* 2000:81:409-417.
.Th. Mulder, Motor imagery and action observation: cognitive tools for rehabilitation, *J Neural Transm,* 2007:114: 1265-1278.
Sullivan K, Klassen T, Mulroy S, Combined task-specific training and strengthening effects on locomotor recovery post-stroke: a case study, *Journal of Physical Therapy*, 2006 sep: 30(3): 130-141.
.Lewek, Michael D. he Value of Overground Gait Training for Improving Locomotion in Individuals with Chronic Stroke, *Journal of Neurologic Physical Therapy,* 2009 Dec:33(4):187-188.
. Teixeira-Salmela LF, Olney SJ, Nadeau S, Brouwer B, Muscle strengthening and physical conditioning to reduce impairment and disability in chronic stroke survivors. *Arch Phys Med Rehabi,.* 1999 Oct;80(10):1211- 1218.
Jose Vega, Stroke Rehabilitation is a Critical Part Stroke Recovery, 2009 Sept.
Auri Bruno-Petrina, recuperação motora no Acidente Vascular Cerebral, *Fisioterapia e Reabilitação,* 2010 Set.
Jian Jun Yu, Youg Shan yu, Yi hu, Wen Hua Chen, YuLian zhu, Xiao Cui, et.al, the effects of community- based rehabilitation on stroke patients in china: a single-blind randomised controlled multicentre trial, *clinical rehabilitation,* 2009 April:23(5), 408-417.
Joel Stein, Richard L. Harvey, Richard F. Macko, Carolee J. Winstein, Richard D. Zorowitz, stroke recovery and rehabilitation, *google book,* 2009: 591.

APÊNDICE

Formulário de avaliação

Nome :
Idade :
Género :
Profissão :
Endereço :
Número de telefone :
Queixa principal: na língua do doente.
História
História atual:
Acidente vascular cerebral (Quando, duração e progressão)
Qualquer outra doença neurológica
História passada:
Qualquer história de fratura do membro inferior no último 1 ano
Qualquer deformidade da coluna vertebral conhecida
História de traumatismo da coluna vertebral ou traumatismo craniano
Exame:
Mini exame do estado mental.
Questionário de Imagens de Movimento - Segundo Revisto (MIQ-RS):

Formulário de recolha de dados

Nome:
Idade :
Género :
Profissão : Endereço : Telefone : Grupo : Mesa :
Comprimento do passo Comprimento da passada Velocidade da marcha Cadência

Descritivo: Grupo A (Grupo experimental)

Estatísticas descritivas

	N	Gama	Mínimo m	Máximo de m	Média		Std.
	Estatístico	Estatísticas	Estatísticas	Estatísticas	Estatísticas	Erro Std.	Estatísticas
IDADE	13	26.00	52.00	78.00	65.4615	2.0897	7.5345
HT	13	20.88	162.00	182.88	169.2215	1.8028	6.5001
Válido N (em forma de lista)	13						

Descritivo: Grupo B (Grupo de controlo)

Estatísticas descritivas

	N	Gama	Mínimo m	Máximo de m	Média		Std.
	Estatísticas	Estatísticas	Estatísticas	Estatísticas	Estatísticas	Erro Std.	Estatísticas
IDADE	13	21.00	54.00	75.00	65.6923	1.5500	5.5884

HT	13	23.00	159.00	182.00	168.923 1	1.7411	6.2778
N válido (lista)	13						

Tabela: Média e DP de Pré-SDL e Pós-SDL para o Grupo A e Grupo B

Sessão	Grupo A		Grupo B	
	Média	SD	Média	SD
Pré - SDL	65.03	15.08	64.46	17.14
Pós-SDL	79.00	24.41	74.301	19.3

Tabela: Comparação dos valores médios entre o Pré-SDL e o Pós-SDL no Grupo A e no Grupo B

Sessão	Grupo A		Grupo B	
	valor t	Valor P	valor t	Valor P
Pré-SDL VS Pós-SDL	2.629	$P = 0.023$ ($P<0.05$)	5.009	$P= 0.000$ ($P < 0.05$)

Tabela: Média e DP do Pré-STL e Pós-STL para o Grupo A e Grupo B

Sessão	Grupo A		Grupo B	
	Média	SD	Média	SD
Pré-STL	31.42	7.7	31.13	7.15
Pós-STL	38.17	12.09	36.07	9.2

Tabela: Média e DP da Pré-Velocidade e Pós-Velocidade para o Grupo A e Grupo B

Sessão	Grupo A		Grupo B	
	Média	SD	Média	SD
Pré-velocidade	27.14	10.9	26.89	7.2
Pós-velocidade	36.86	23.0	34.9	11.47

Tabela: Comparação dos valores médios entre a Pré-Velocidade e a Pós-Velocidade no Grupo A e no Grupo B

Sessão	Grupo A	Grupo B

	valor t	Valor P	valor t	Valor P
Pré-Velocidade VS Pós-Velocidade	2.09	P = 0.015 (P<0.05)	4.916	P= 0.000 (P < 0.05)

Tabela: Média e DP da Pré-Cadência e Pós-Cadência para o Grupo A e Grupo B

Sessão	Grupo A		Grupo B	
	Média	SD	Média	SD
Pré-Cadência	74.63	23.76	74.18	19.69
Pós-Cadência	85.89	33.39	83.72	23.29

Tabela: Comparação dos valores médios entre a Pré-Cadência e a Pós-Cadência no Grupo A e no Grupo B

Sessão	Grupo A		Grupo B	
	valor t	Valor P	valor t	Valor P
Pré-Cadência VS Pós-Cadência	2.578	P = 0.024 (P<0.05)	3.848	P= 0.002 (P < 0.05)

Teste T: Grupo A (Grupo Exp.)

Estatísticas de amostras emparelhadas					
		Média	N	Desvio Std. Desvio	Erro Std. Média
Par	PRESDL	65.0385	13	15.0810	4.1827
1	PTSDL	79.0000	13	24.4123	6.7707

Correlações de amostras emparelhadas				
		N	Correlação	Sig.
Par 1	PRESDL E PTSDL	13	0.615	0.025

Teste T: Grupo B (Grupo de controlo)

	Estatísticas de amostras emparelhadas					
		Média	N	Std. Desvio	Std. Erro Média	
Par	PRESDL	64.4615	13	17.1 470		4.75 57
1	PTSDL	74.3077	13	19.3 052		5.35 43

Correlações de amostras emparelhadas					Sig.
N				Correlação	
Par 1	PRES DL & PTSD L	13	0. 93 1	0.000	

Teste T: Grupo A (Grupo Exp.)

			Estatísticas de amostras emparelhadas			
		Média	N	Std. Std. Devi Erro Média		
Par	PRESTL	31.4200	13	7.7 648		2.1 536
1	PTSTL	38.1754	13	12.5 092	3.46 94	

Emparelhado						
		Amostragem Correlações				
				N	Correlação	Sig.
Par 1	PRES TL & PTST L	13		0. 65 9	0.014	

Teste T: Grupo B (Grupo de Controlo)

		Estatísticas de amostras emparelhadas cs			
		Média	N	Std. Std. Devi Erro Média	
Par	PRESTL	31.1369	13	7.1 563	1.9 848
1	PTSTL	36.0738	13	9.2 997	2.5 793

		Correlações de amostras emparelhadas			
			N	Correlação	Sig.
Par 1	PRES TL & PTST L	13	0.872	0.000	

Teste T: Grupo A (Grupo Exp.)

Estatísticas de amostras emparelhadas					
		Média	N	Std. Desvio	Erro Std. Média
Par	PREV L	27.1492	13	10.9446	3.0355
1	PTVL	36.8615	13	23.0036	6.3801

Correlações de amostras emparelhadas				
		N	Correlação	Sig.
Par 1	PREVL & PTVL	13	0.686	0.01

Teste T: Grupo B (Grupo de Controlo)

Estatísticas de amostras emparelhadas					
		Mea n	N	Desvio Std. Desvio	Erro Std. Média
Par	PREV L	26.898 5	13	7.2407	2.0082
1	PTVL	34.943 8	13	11.472	3.1818

Correlações de amostras emparelhadas

		N	Correlações	Sig.
Par 1	PREVL & PTVL	1 3	0.898	0.0 0

Teste T: Grupo A (Grupo Exp.)

Estatísticas de amostras emparelhadas					
		Média	N	Desvio Std. Desvio	Erro Std. Média
Par	PRCAD PT	74.6331	13	23.7635	6.590 8
1	PTCAD PT	85.8938	13	33.1907	9.205 5

Correlações de amostras emparelhadas				
		N	Correlações	Sig.
Par 1	PRCADEN & PTCADEN	13	0.899	0.000

Teste T: Grupo B (Grupo de Controlo)

Sam emparelhado]				**estatísticas de planos**	
Par		Média	N	Std. Desvio	Erro Std. Média
1	PRECA RD	74.1846	1 3	19.691 2	5.4613
	PTCAR D	83.7215	1 3	21.091 3	5.8497

Correlações de amostras emparelhadas				
		N	Correlação	Sig.
Par 1	PRECAD & PTCAD	1 3	0.918	0.00

Teste T: Grupo A (Grupo Experimental) Vs Grupo B (Grupo de Controlo)

Estatísticas do grupo					
	GRUPO	N	Média	Std. Desvio	Erro Std. Média
PRESD L	1.00	13	65.0385	15.0810	4.1827
	2.00	13	64.4615	17.1470	4.7557
PTSDL	1.00	13	79.0000	24.4123	6.7707
	2.00	13	74.3077	19.3052	5.3543
PREST L	1.00	13	31.4200	7.7648	2.1536
	2.00	13	31.1342	7.1565	2.4020
PTSTL	1.00	13	38.1754	12.5092	3.4694
	2.00	13	36.0738	9.2997	2.5793
PREVL	1.00	13	27.1492	10.9446	3.0355
	2.00	13	26.8240	10.0134	2.7772
PTVL	1.00	13	36.8615	23.0036	6.3801
	2.00	13	36.4823	13.0434	3.6176
PRECA D	1.00	13	74.6331	23.7635	6.5908
	2.00	13	74.7846	19.6912	5.4613
PTCAD	1.00	13	85.8938	33.1907	9.2055
	2.00	13	83.7215	21.0913	5.8497

QUESTIONÁRIO DE IMAGÉTICA DE MOVIMENTO

Questionário de Imagens de Movimento Revisto Segundo Teste Itens

1. POSIÇÃO INICIAL: Em pé, com os pés e as pernas juntos e os braços ao lado do corpo.
   ACÇÃO: Levante o joelho direito o mais alto possível, de modo a ficar de pé sobre a perna esquerda com a perna direita flectida (dobrada) no joelho. Agora, baixe a perna direita de modo a ficar novamente de pé sobre os dois pés. Execute estas acções lentamente.
   TAREFA MENTAL: Assuma a posição inicial. Tente sentir-se a fazer o movimento que acabou de executar sem o fazer realmente. Avalie agora a facilidade/dificuldade com que foi capaz de realizar esta tarefa mental.
   Classificação
2. POSIÇÃO INICIAL: Sentado, coloque a mão no colo e feche o punho.
   ACÇÃO: Levante a mão acima da cabeça até o braço estar totalmente esticado, mantendo os dedos em punho. Em seguida, baixe a mão de volta para o colo, mantendo o punho fechado.
   TAREFA MENTAL: Assuma a posição inicial. Tente ver-se a fazer o movimento que acabou de executar com uma imagem visual tão clara e vívida quanto possível. Avalie agora a facilidade/dificuldade com que

foi capaz de realizar esta tarefa mental.
Classificação

3. POSIÇÃO INICIAL: Estender o braço esticado para o lado, de forma a ficar paralelo ao chão, com os dedos esticados e a palma da mão para baixo.
ACÇÃO: Mova o braço para a frente até ficar diretamente à frente do corpo (ainda paralelo ao chão). Mantenha o braço esticado durante o movimento e faça-o lentamente. Agora, volte a colocar o braço na posição inicial, esticado para o lado.
TAREFA MENTAL: Assuma a posição inicial. Tente sentir-se a fazer o movimento que acabou de realizar sem o fazer realmente. Avalie agora a facilidade/dificuldade com que foi capaz de realizar esta tarefa mental.
Classificação
4. POSIÇÃO INICIAL: Em pé, com os braços totalmente esticados acima da cabeça.
ACÇÃO: Incline-se lentamente para a frente na cintura e tente tocar nos dedos dos pés com as pontas dos dedos. Agora, volte à posição inicial, mantendo-se ereto com os braços esticados acima da cabeça.
TAREFA MENTAL: Assumir a posição inicial. Tente ver-se a fazer o movimento que acabou de executar com uma imagem visual tão clara e vívida quanto possível. Avalie agora a facilidade/dificuldade com que foi capaz de realizar esta tarefa mental.
Classificação
5. POSIÇÃO INICIAL: Coloque a mão à sua frente, mais ou menos à altura dos ombros, como se estivesse prestes a abrir uma porta de batente. Os dedos devem estar a apontar para cima.
ACÇÃO: Estenda completamente o braço como se estivesse a abrir a porta, mantendo os dedos apontados para cima. Agora, deixe a porta de baloiço fechar, voltando a colocar a mão e o braço na posição inicial.
TAREFA MENTAL: Assumir a posição inicial. Tente ver-se a fazer o movimento que acabou de executar com uma imagem visual tão clara e vívida quanto possível. Avalie agora a facilidade/dificuldade com que foi capaz de realizar esta tarefa mental.
Classificação
6. POSIÇÃO INICIAL: Sentado, coloque a mão no colo. Finja que vê um copo numa mesa mesmo à sua frente.
ACÇÃO: Estenda a mão para a frente, pegue no copo e levante-o ligeiramente da mesa. Agora coloque-o de novo na mesa e volte a colocar a sua mão no colo.
TAREFA MENTAL: Assuma a posição inicial. Tente sentir-se a fazer o movimento que acabou de executar sem o fazer realmente. Avalie agora a facilidade/dificuldade com que foi capaz de realizar esta tarefa mental.
Classificação
7. POSIÇÃO INICIAL: A sua mão está ao seu lado. Faz de conta que tens uma porta fechada à tua frente.
ACÇÃO: Estenda a mão para a frente, agarre o puxador da porta e puxe-a para a abrir. Agora, feche suavemente a porta, largue o puxador e volte a colocar o braço ao seu lado.
TAREFA MENTAL: Assuma a posição inicial. Tente sentir-se a fazer o movimento que acabou de realizar sem o fazer realmente. Avalie agora a facilidade/dificuldade com que foi capaz de realizar esta tarefa mental.
Classificação
8. POSIÇÃO INICIAL: Em pé, com os pés e as pernas juntos e os braços ao lado do corpo.
ACÇÃO: Levante um joelho o mais alto possível, de modo a ficar de pé sobre uma perna, com a outra perna flectida (dobrada) no joelho. Agora baixe a perna de modo a ficar novamente de pé sobre os dois pés.
TAREFA MENTAL: Assumir a posição inicial. Tente ver-se a fazer o movimento que acabou de executar com uma imagem visual tão clara e vívida quanto possível. Avalie agora a facilidade/dificuldade com que foi capaz de realizar esta tarefa mental.
Classificação
9. POSIÇÃO INICIAL: Sentado, coloque a mão no colo e feche o punho.
ACÇÃO: Levante a mão acima da cabeça até o braço estar totalmente esticado, mantendo os dedos em punho. Em seguida, baixe a mão de volta para o colo, mantendo o punho fechado.
TAREFA MENTAL: Assuma a posição inicial. Tente sentir-se a fazer o movimento que acabou de realizar sem o fazer realmente. Avalie agora a facilidade/dificuldade com que foi capaz de realizar esta tarefa mental.
Classificação

10. POSIÇÃO INICIAL: Estender o braço esticado para o lado, de forma a ficar paralelo ao chão, com os dedos esticados e a palma da mão para baixo.
ACÇÃO: Mova o braço para a frente até ficar diretamente à frente do corpo (ainda paralelo ao chão), mantendo-o esticado durante o movimento e fazendo-o lentamente. Agora, volte a colocar o braço na posição inicial, esticado para o lado.
TAREFA MENTAL: Assuma a posição inicial. Tente ver-se a fazer o movimento que acabou de executar com uma imagem visual tão clara e vívida quanto possível. Avalie agora a facilidade/dificuldade com que foi capaz de realizar esta tarefa mental.
Classificação

11. POSIÇÃO INICIAL: Em pé, com os braços totalmente esticados acima da cabeça.
ACÇÃO: Incline-se lentamente para a frente na cintura e tente tocar nos dedos dos pés com as pontas dos dedos. Agora, volte à posição inicial, mantendo-se ereto com os braços esticados acima da cabeça.
TAREFA MENTAL: Assuma a posição inicial. Tente sentir-se a fazer o movimento que acabou de realizar sem o fazer realmente. Avalie agora a facilidade/dificuldade com que foi capaz de realizar esta tarefa mental.
Classificação

12. POSIÇÃO INICIAL: Coloque a mão à sua frente, mais ou menos à altura dos ombros, como se estivesse prestes a abrir uma porta de batente. Os dedos devem estar a apontar para cima.
ACÇÃO: Estenda completamente o braço como se estivesse a abrir a porta, mantendo os dedos apontados para cima. Agora, deixe a porta de baloiço fechar, voltando a colocar a mão e o braço na posição inicial.
TAREFA MENTAL: Assuma a posição inicial. Tente sentir-se a fazer o movimento que acabou de realizar sem o fazer realmente. Avalie agora a facilidade/dificuldade com que foi capaz de realizar esta tarefa mental.
Classificação

13. POSIÇÃO INICIAL: Sentado, coloque a mão no colo. Finja que vê um copo numa mesa mesmo à sua frente.
ACÇÃO: Estenda a mão para a frente, pegue no copo e levante-o ligeiramente da mesa. Agora coloque-o de novo na mesa e volte a colocar a sua mão no colo.
TAREFA MENTAL: Assumir a posição inicial. Tente ver-se a fazer o movimento que acabou de executar com uma imagem visual tão clara e vívida quanto possível. Avalie agora a facilidade/dificuldade com que foi capaz de realizar esta tarefa mental.
Classificação

14. POSIÇÃO INICIAL: A sua mão está ao seu lado. Faz de conta que tens uma porta fechada à tua frente.
ACÇÃO: Estenda a mão para a frente, agarre o puxador da porta e puxe-a para a abrir. Agora, feche suavemente a porta, largue o puxador e volte a colocar o braço ao seu lado.
TAREFA MENTAL: Assumir a posição inicial. Tente ver-se a fazer o movimento que acabou de executar com uma imagem visual tão clara e vívida quanto possível. Avalie agora a facilidade/dificuldade com que foi capaz de realizar esta tarefa mental.
Classificação

Mini-Exame do Estado Mental (MMSE)

Nome do doente: ______________________________ Data:

Instruções: Faça as perguntas pela ordem indicada. Marque um ponto por cada resposta correta em cada pergunta ou atividade.

Máximo Pontuação	Pontuação do doente	Perguntas
5		"O que é o ano? Estação do ano? Data? Dia da semana? Mês?"
5		"Onde é que estamos agora? Estado? Concelho? Cidade? Hospital? Andar?"

3		O examinador nomeia três objectos não relacionados de forma clara e lenta, depois pede ao doente que diga o nome dos três. A resposta do doente é utilizadas para a pontuação. O examinador repete-os até o doente aprender tudo se possível. Número de ensaios: ________________________________
5		"Gostaria que fizesses a contagem decrescente a partir de 100 por s[e] vr'.(93.x 86. _..... 79,72, 65, ...) Parar após cinco respostas. Alternativa: "Soletrar MUNDO para trás". (D-L-R-O-W)
3		"Há pouco disse-te o nome de três coisas. Podes dizer-me o que é que eram esses?"
2		Mostre ao doente dois objectos simples, como um relógio de pulso e um e pedir ao doente para os nomear.
1		"Repetir a frase: 'Sem ses, e ou mas'."
3		"Pegue no papel com a mão direita, dobre-o ao meio e coloque-o sobre o (O examinador dá ao doente uma folha de papel em branco).
1		"Por favor, leia isto e faça o que diz". (A instrução escrita é "Fechar os teus olhos").
1		"Inventa e escreve uma frase sobre qualquer coisa." (Esta frase deve contêm um substantivo e um verbo).
1		"Por favor, copie esta imagem". (O examinador dá ao doente uma folha em branco Um pedaço de papel e pede-lhe que desenhe o símbolo abaixo. Todos os 10 os ângulos têm de estar presentes e dois têm de se intersectar).
1301	1	I TOTAL

Interpretação do MMSE

Método	Escor e	Interpretação

Corte único	<24	Anormal
Gama	<21	Aumento das probabilidades de demência
	>25	Diminuição das probabilidades de demência
Educação	21	Anormal para o 8º ano de escolaridade
	<23	Anormal para o ensino secundário
	<24	Anormal para o ensino universitário
Gravidade	24-30	Sem défice cognitivo
	18-23	Comprometimento cognitivo ligeiro
	0-17	Comprometimento cognitivo grave

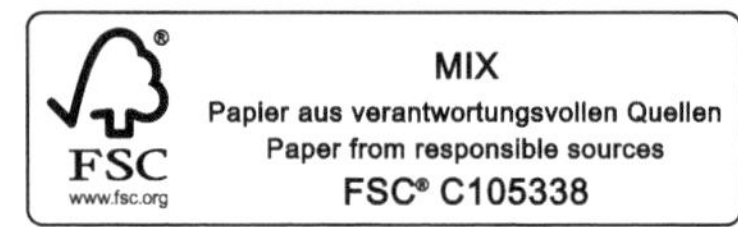

Printed by Books on Demand GmbH, Norderstedt / Germany